AUTOCONFIANZA Y ANSIEDAD SOCIAL

DESCUBRE CÓMO SUPERAR LA TIMIDEZ Y LA
ANSIEDAD A TRAVÉS DEL AMOR PROPIO Y LA
COMPASIÓN

LITA GORDILLO

ÍNDICE

información contenida en este documento, incluidos, entre otros, - errores, omisiones o inexactitudes.

INTRODUCCIÓN

Querido lector, ¿alguna vez te has sentido menos que otros?; ¿has sentido que no tienes las capacidades suficientes?; ¿alguna vez has experimentado no sentir que tienes confianza en ti mismo?, todos esos sentimientos los vive una persona que no tiene una autoestima y una autoconfianza sanas... si te has sentido así no te preocupes, estás en el lugar correcto.

Desde mi punto de vista la vida se trata de aprender, evolucionar y trascender hacia la mejor versión posible de ti mismo... por eso estoy aquí: soy tu guía en este viaje de crecimiento personal, y tengo como propósito esencial enseñarte todo lo necesario para que puedas cumplir con esos principios de vida: aprender, evolucionar y trascender.

En este sentido, te explicaré todo sobre los aspectos básicos de la autoconfianza, paseando por su significado, su importancia y sus beneficios; adicionalmente, hablaremos sobre las creencias limitantes que tienes en tu mente, y sobre lo que debes hacer para lograr erradicarlas y sustituirlas por creencias positivas que te impulsen a ser una mejor persona, a crecer integralmente, y a convertirte en tu mejor versión.

Ahora bien, con la finalidad de poder avanzar en este amplio espectro de la autoconfianza, abordaremos el tema de los miedos, de qué son, de cómo vencerlos, y de las estrategias que debes llevar a cabo para lograr erradicar de tu vida a aquellos que son irracionales o que representan para ti un retraso, o una forma incoherente de ver la vida... todo como consecuencia de que no tienes una autoconfianza sana.

Adicionalmente, escucharás una sección especial que te ayudará a incrementar la autoconfianza de forma progresiva, a través de pequeños pasos de bebés a los que denominamos 'consejos'... encontrarás 7 de ellos que fueron diseñados para ser llevados a cabo poco a poco, pero de forma constante, haciendo uso de los valores de: la perseverancia, la motivación, la disciplina y la pasión.

De igual manera, espero que en la totalidad de este audiolibro estés súper atento, debido a que recibirás herramientas que te ayudarán a: reafirmar tu autoestima, desde el reconocimiento de la importancia de tus deseos, opiniones y de ti mismo; entrenar tu autoconfianza; cultivar una autoconfianza de hierro; transformar tu realidad desde tu ser interior; ser una persona asertiva, y a reafirmar cada día tu autoconfianza.

Puedes notar que es una gran cantidad de información importante, explicada de una forma sencilla y amigable, con el propósito de ayudarte a cambiar tu forma de ser, de transformar tu mentalidad, de convertirte en una mejor versión de ti mismo... de enseñarte todo lo que debes conocer para evolucionar y transformarte en una persona con una autoestima sana y una autoconfianza de hierro.

¡Sigue atento para que puedas sacarle el jugo a esta información!

Quiero ser tu guía durante este viaje, quiero ayudarte a transitar este camino, quiero explicarte como cambiar tu forma de ser para mejorar y convertirte en tu mejor versión... ¡espero que disfrutes este contenido, fue hecho con mucho amor para ti y tu crecimiento integral!

ASPECTOS BÁSICOS DE LA AUTOCONFIANZA

*Q*uerido lector, en este momento quiero iniciar un viaje contigo... un viaje en el que te pasearé por los más hermosos paisajes, en el que te mostraré los entornos más relajantes, en el que te llevaré a los destinos más reconfortantes... un viaje por la vida, un viaje por tu ser, un viaje para ayudarte a ser la mejor versión posible de ti mismo.

Como todo viaje, necesita un plan, una ruta, unos aspectos que debes conocer antes de comenzarlo, eso es lo primero que haremos: yo seré tu guía y te ayudaré a conocer los aspectos básicos que necesitas para estar preparado para nuestro viaje, con la finalidad de que lo disfrutes al máximo y de que aprendas lo que te hace falta para tener una autoestima y una autoconfianza sana, y así lograr ser feliz y exitoso.

¿Qué es la autoconfianza?

Cuando menciono el término 'confianza', ¿en qué piensas?, ¿qué viene a tu mente?, ¿quizás la confianza que le tienes a tu pareja?, o tal vez ¿a un ser superior?, quizás ¿a tu familia? La confianza es una creencia, normalmente orientada a que una persona actuará de una forma "correcta" o de una manera determinada, o a que un suceso se desarrolle de la manera esperada, o a que una cosa va a funcionar como se ha previsto; por ende, la confianza es la creencia fiel en que una persona, un evento, o una cosa, va a actuar, a desarrollarse o a funcionar de una manera determinada y prevista.

Sin embargo, muchas veces cuando mencionamos el término 'confianza', no se nos viene a la mente la confianza que sentimos por nosotros mismos, debido a que este es un aspecto que falla en muchas personas: no tienen una autoconfianza sana.

Ahora bien, la autoconfianza es la creencia fiel que tienes en ti mismo, en que podrás cumplir todo lo que te propongas… es la confianza expresada en su máximo esplendor, orientada hacia ti mismo.

Cuando te miras al espejo y ves a una persona valiente, empoderada, luchadora, inteligente, amable, honesta, que puede cumplir lo que sea que se proponga… cuando ves tu reflejo de esa manera y actúas en consecuencia, puedes afirmar que tienes una autoconfianza sana.

Importancia de la autoconfianza

Es importante aclarar que la autoconfianza no es que se tiene o no se tiene, no es que está o no presente en tu organismo… la autoconfianza siempre está dentro de cada uno de nosotros, la diferencia está en que algunas personas tienen una autoconfianza sana, mientras que otras no… es igual a la autoestima, algunos tienen una autoestima sana, mientras que otros no.

Aclarado ese punto es menester destacar la importancia de una autoconfianza sana, y esta es que, una autoconfianza sana te permite afrontar los retos de la vida, los obstáculos de la cotidianidad, los desafíos que se te presentan continuamente; la autoconfianza te permite observarte a ti mismo como un vencedor y a actuar en consecuencia: tener metas y luchar para cumplirlas, teniendo en mente una actitud de ganador, teniendo plena confianza en ti, en tus capacidades, en tus habilidades y talentos.

En algunas oportunidades los desafíos se levantan ante nosotros con la fuerza y el ímpetu de una muralla, la cual se interpone entre nosotros y nuestras metas, nuestro éxito, e incluso nuestra felicidad; la importancia de la autoconfianza radica en podernos observar a nosotros mismos como unos ganadores ante los desafíos, de considerarnos con el poder suficiente para destruir la muralla, de observarnos como aquellos gladiadores de la Antigua Roma, pero esta vez nuestra lucha no es contra otras personas, sino contra la muralla de obstáculos que se erige como unos monstruos sobre nuestra cabeza.

Es la autoconfianza la que nos permite creer fielmente en nosotros pase lo que pase, creer en nuestro poder, en nuestra magia, creer en nuestras pasiones, en nuestras habilidades y fortalezas... observar en nuestro reflejo a unos ganadores.

Beneficios de la autoconfianza

El primer beneficio que vamos a mencionar es el que a mi consideración resulta el más importante: la autoconfianza nos provee de las herramientas necesarias para ser unos vencedores ante los obstáculos, esto quiere decir que en la vida siempre se van a presentar problemas, siempre existirán obstáculos, siempre habrán dificultades, y esto no quiere decir que seamos unos perdedores, que no sepamos lo que estamos haciendo, o que no sirvamos para nada, lo que realmente significa es que de eso se trata la vida: siempre existirán desafíos; sin embargo, la única forma en la que vamos a poder entender esa realidad es teniendo una autoconfianza sana, de lo contrario vamos a creer que la vida está en nuestra contra, que nos están jugando una mala pasada, o que simplemente somos víctimas de las situaciones

¡Cambia ese chip! En la vida puede suceder lo que sea, pero lo realmente importante es la actitud que tengamos ante esas situaciones… la autoconfianza nos permite observarnos a nosotros mismos como unos ganadores, como unos especialistas en vencer obstáculos; adicionalmente, la autoconfianza nos permite confiar en nosotros mismos, en nuestras habilidades y talentos, sin importar lo que suceda.

De esta forma puedes entender que los principales beneficios de la autoconfianza radican en dos aspectos: el reflejo que observas de ti mismo, un reflejo de una persona ganadora sin importar las circunstancias, y la confianza que tienes en ti, en tu poder, tus habilidades.

2

LAS CREENCIAS LIMITANTES.
¿CÓMO VENCERLAS?

*L*a autoconfianza es una creencia, sin embargo, no es lo único que cree el ser humano, con esto me refiero a que las personas, desde que están en el vientre materno, comienza a formarse perspectivas de la vida, de las personas, del entorno, de todo lo que sucede… esas perspectivas son en realidad creencias, las cuales se afianzan o se destruyen con el paso de los años y la experiencia.

Cada ser humano tiene su propia perspectiva y opinión sobre cada aspecto de la vida, la diferencia entre uno y otro consiste en que algunas personas tienen creencias que los impulsan hacia adelante, mientras que otros tienen creencias que los arrastran hacia el fondo del abismo.

¿Qué son las creencias limitantes?

Para ilustrarte sobre este tema quiero contarte una historia denominada: "the crab bucket theory" en inglés, o "la teoría del balde de cangrejos" en castellano; esta teoría hace referencia a la historia de unos cangrejos que se encontraban atrapados en un balde de metal sin tapa, y se encontraban allí porque un pescador los había cazado y quizás ya estaba preparado para venderlos o cocinarlos, sin embargo, un astuto cangrejito comenzó a escalar las paredes del balde, descubriendo que de esa manera podría salir de la terrible situación en la que se encontraba... pero no contaba con que los otros cangrejos del balde comenzaría a halarlo de vuelta al fondo. El cangrejito astuto luchaba por su vida mientras que los otros simplemente lo halaban a la inminente muerte.

Con esa interesante teoría quiero mostrarte de una forma gráfica lo que son las creencias debilitantes. Ahora bien, ese tipo de creencias son solo perspectivas que una persona se ha formado sobre la vida, sobre un aspecto de ella, sobre otras personas, sobre sí mismo y en general sobre cualquier cosa, situación o persona, pero lo característico de estas creencias es que, en vez de impulsarte hacia adelante, te halan al fondo del balde como los cangrejos: son creencias tóxicas, erróneas, que te debilitan, que te limitan, que te detienen.

Clave # 1: Detecta el pensamiento o creencia limitante

Lo primero que debes hacer para destruir o vencer a una creencia debilitante es reconociéndola... así como el alcohólico debe reconocer que lo es, así como el drogadicto debe reconocer que lo es, así tú desde detectar la creencia que te está limitando y reconocerlo.

Clave # 2: Toma consciencia de los resultados de las creencias limitantes

Luego de detectarla y reconocerla es importante que comiences a ser consciente de las consecuencias que tiene en tu vida esa creencia debilitante; por ejemplo: te impulsa a sentirte menos que los demás, promueve tu humillación con facilidad, te impide renunciar al trabajo que no te gusta, te invita a no valorarte.

Clave # 3: Indaga si hay una intención positiva

En algunas oportunidades las personas diseñan esas creencias limitantes para 'refugiarse' de una situación, para 'protegerse' de alguien que les ha hecho daño, para 'evitar' que algo que los ha lastimado vuelva a suceder, pero no se dan cuenta que detrás de esa intención positiva hay una consecuencia profundamente negativa: están creando una perspectiva de la realidad de que sólo los debilita y los limita a ellos mismos. Aprende a reconocer la raíz de tu creencia errónea, para que puedas entenderla y cambiarla de forma definitiva.

Clave # 4: Escoge un nuevo pensamiento o creencia potenciadora

Es importante que además de reconocer la creencia debilitante, de tomar consciencia de sus consecuencias en tu vida, y de descubrir su origen, puedas ser capaz de diseñar una nueva creencia positiva que reemplace la creencia errónea anterior. Si gustas puedas hacer una lista con todas las creencias debilitantes que has encontrado dentro de ti, y luego una segunda lista, diseñando una creencia positiva para cada creencia tóxica; por ejemplo:

- Creencia debilitante: creo que soy una persona poco inteligente, olvidadizo y sin nada de creatividad.
- Creencia positiva: soy una persona

extraordinaria, única, importante, inteligente, con buena memoria, y creativa.

Repítetelas a ti mismo de forma diaria mirándote al espejo, creando de esa manera afirmaciones positivas que te ayuden a cambiar tus creencias erróneas.

Clave # 5: Pon en práctica la nueva creencia

Es importante que la nueva creencia positiva no solo esté en tu mente, sino que comiences actuar de una forma coherente con la creencia positiva que has diseñado para ti mismo, de esta manera serás capaz de erradicar de tu mentalidad la creencia errónea que ha consumido parte de tu ser, y comenzar a afianzar dentro de ti la creencia positiva.

Toma en consideración que, posiblemente, la creencia debilitante ha estado anclada a tu organismo por muchos años, haciéndose más poderosa con el paso de los mismos, por ende, no esperes que tras diseñar la creencia positiva y ponerla en práctica por una semana a través de afirmaciones y conductas coherentes, ya vas a comenzar a ver los resultados y tu vida cambiará para siempre… así no funciona esto, necesitas armarte de tiempo, paciencia, constancia y disciplina… no es fácil destruir una creencia limitante y reemplazarla por una positiva de la noche a la mañana; sin embargo, es importante que no te abrumes, que no pienses que es imposible, porque la verdad es que no lo es: no es fácil pero tampoco imposible

¡Hoy estas más cerca de cambiar tus creencias debilitantes de lo que estabas ayer!

3

VENCE TUS MIEDOS

¿Cuál es tu mayor miedo?; ¿cuál miedo es recurrente en tu mente?; ¿cuál es el miedo que nunca has podido superar?; ¿tus miedos te hacen sentir débil? Lo más difícil de tener que lidiar con el miedo es que no se trata de solo tenerlo en tu organismo y ya, se trata de las consecuencias que ese determinado miedo tiene en tu vida, las cuales son mayoritariamente negativas: te paraliza, te debilita, te hace estar a la defensiva, te limita, te hace perder oportunidades, y un sinfín de otras consecuencias igualmente negativas.

Es por lo anterior que, una de las formas para construir una autoconfianza sana es vencer tus miedos, y la mejor expresión de las personas que la tienen es que se creen con la capacidad de vencer a todos los miedos que tengan.

Estrategia # 1: No huyas

Ante la sensación de miedo, lo que hacen muchas personas es huir, no se paralizan, sino que ocurre el efecto contrario, salen corriendo con su máxima potencia; esto para algunas personas puede resultar positivo: evaden la necesidad de enfrentarse, cara a cara, con el miedo; sin embargo, por más que puede verse como algo positivo, evadir los miedos es suma-mente negativo, debido a un aspecto sencillo del funcionamiento de la vida: lo que no enfrentas te vuelve a suceder... esto se debe a que la vida se trata de aprender y evolucionar, si no enfrentas tus miedos no aprender y mucho menos evolucionas, entonces, con la finalidad de que eso pueda suceder, la vida, más temprano que tarde, te vuelve a encon-trar con ese miedo que evadiste.

Estrategia # 2: No niegues los miedos

El miedo es una emoción completamente normal en los seres humanos, incluso es necesaria para nuestra supervivencia, debido a que es el miedo quien nos alerta cuando una persona, un animal o una situa-ción puede hacernos daño poniendo en peligro nuestra existencia, no obstante, cuando eso se sale de control y tenemos miedos irracionales, o miedos que pudiendo ser racionales no nos atrevemos a superar y traen consigo efectos negativos en nuestra vida, es cuando debemos darnos cuenta de que algo está mal, que el miedo que experimentamos está fuera de control… en este momento es importante que no te cierres, sino, por el contrario, que lo reconozcas, que los enfrentes y que busques ayuda si es necesario.

¡Recuerda, negar los miedos no hace que desaparezca, esto solo hace más difícil poderlo vencer!

Estrategia # 3: No luches

La forma correcta de vencer al miedo no es luchar contra él, sino aceptarlo, reconocerlo y aprender de él y evolucionar, es decir, superarte a ti mismo, crecer personalmente, entrar a una nueva versión de ti vida, destruyendo se esa forma al miedo que te hacia huir, que te paralizaba, o que te debilitaba.

Es importante que cambies la perspectiva que tienes sobre tus miedos, esta es que debes luchar contra ellos, que para vencerlos debes librar una batalla campal, que para poderlos superar debes destruirte a ti y a ellos en una lucha interminable… nada más equivocado; lo que realmente debes hacer es dejar de luchar en contra de ellos y aprender la lección que buscan enseñarte, con la finalidad de que puedas aprender y evolucionar.

¡Todo lo que sucede en tu vida tiene un propósito y una razón de ser, reconócela, aprende, evoluciona y logra transformarte en tu mejor versión!

Estrategia # 4: Haz amistad con tus miedos

Con esta estrategia no me refiero a que debas quererlos y hacerte su mejor amigo o incluso dejarlo en tu vida, con esto realmente quiero decir que debes aceptar tus miedos, que, como a un amigo, debes conocerlo, entenderlo, descubrir por qué está en tu vida, cómo está permaneciendo en ella, y por qué se te hace difícil removerlo de la misma. Una de las cosas que puedes hacer para incentivar esto en tu vida, es decir, para promover que puedas conocer profundamente tus miedos, es escribiéndoles una carta, haciéndoles las preguntas cuyas respuestas quieres conocer, dejándote llevar, vaciando todo lo que sientes por ellos en esa carta, y luego, cuando te sientas preparado, escribe una carta dirigida a ti mismo, que sea de parte de tu miedo, con la finalidad de que tú mismo puedas darte de las respuestas que buscas.

Estrategia # 5: Afronta el miedo como una oportunidad de crecimiento

Tal como te comenté anteriormente, la vida se trata de aprender y evolucionar… una de las formas en las que podemos aprender es a través del miedo, pero solo si estamos preparados para reconocerlo, aceptarlo, aprender de él y superarlo, logrando así trascender y evolucionar.

¡Deja de ver a tus miedos como el enemigo y comienza a verlos como una oportunidad para aprender, evolucionar y convertir en tu mejor versión!

4

INCREMENTA LA AUTOCONFIANZA PROGRESIVAMENTE

*L*uego de que has entendido qué es la autoconfianza, cuál es su importancia, cuáles son sus beneficios y cómo se expresa en la vida de las personas, es momento de que te decidas a ser una persona con una autoconfianza sana, lo cual puedes lograr si pones en práctica las recomendaciones que te regalo en este libro… una de ellas es comenzar a llevar a cabo estrategias (como las que abordamos en los capítulos anteriores), para mejorar tu autoconfianza, y que además vayas incrementándola poco a poco, hasta lograr obtener una autoconfianza completamente sana.

Consejo # 1: Toma acción dando pequeños pasos

Si eres una persona que duda mucho de sí misma,

que tiene muchos miedos, que se ve a sí misma como una persona débil y derrotado en la vida, no busques hacer cambios drásticos ni dramáticos de un día para otro, por el contrario, trata de llevar a cabo las estrategias, las recomendaciones y los consejos que te proporciono poco a poco.

¡Recuerda, haz pasitos de bebé! Lo más importante es avanzar a paso constante, sin cansarte, sin abrumarte ni debilitarte, por lo tanto, lo importante no es que comiences a correr de una vez, lo realmente valioso es que comiences a tomar acción poco a poco, pero de forma constante, para no cansarte ni fatigarte.

Consejo # 2: Ánclate en los motivos para confiar en ti

Tú eres una persona única, tú eres irremplazable, tú tienes habilidades y talentos, tú tienes pasiones que te impulsan a seguir adelante, tú eres auténtico, tú eres inigualable… siempre ten en mente que tienes dentro de ti aspectos que te hacen valioso, único e importante, por ende, es momento de que te aferres a ellos y comiences a confiar en ti y en las capacidades que tienes, con la finalidad de valorarte, de aumentar tu autoconfianza, de creer en ti.

Consejo # 3: Ten claridad sobre tus valores

Todas los seres humanos tenemos en nuestro interior un núcleo de valores, el cual contiene todos nuestros principios, valores, lo que consideramos bueno y correcto y lo que consideramos malo o incorrecto, sin embargo, muchas personas no tienen consciencia sobre esto, no tienen definidos sus valores, no saben con seguridad cuáles principios comparten y cuáles no, por ende, muchas veces se comportan como personas incoherentes, debido a que dicen una cosa y se comportan de forma contraria, esto se debe a que ni ellos mismos conocen sus valores.

Con la finalidad de que puedas ser una persona coherente, en sintonía contigo mismo, y con una conexión de mente, cuerpo y alma, es importante que te conozcas más ti mismo, que fomentes una mejor y más profunda relación contigo, que aprendas y reconozcas tus valores y tus principios, debido a que son ellos los que direccionan tu forma de pensar, de hablar y de actuar.

Consejo # 4: Adopta una "pose de triunfo"

Una de las formas para aumentar tu autoconfianza y para proyectarla (aunque no te sientas muy seguro), son las poses de triunfo o de poder, las cuales consisten en cambiar tu lenguaje corporal, aunque sea por 2 minutos, a poses que reflejen el triunfo, por ejemplo: levantar los brazos en forma de V; erguir la espalda y sacar el pecho; erguir la espalda, plantar los pies en el suelo a una cierta distancia entre cada uno y colocar las manos en la cintura (mujer maravilla).

Está científicamente comprobado que las posiciones de alto valor, de poder o triunfo practicadas por, al menos 2 minutos, tienen un efecto en los niveles hormonales de la testosterona (aumentándolos), y en los niveles del cortisol (disminuyéndolos), causando de esa forma un efecto hormonal que te ayudará a sentir más confianza en ti mismo, menos estrés y menos ansiedad.

¡Comienza a ser más consciente de tu lenguaje corporal! Con nuestro cuerpo hablamos, nos expresamos, transmitimos información, incluso aquella información sobre nosotros que no queremos compartir o ni siquiera sabemos, es por esto que las personas que asumen poses de triunfo proyectan ser personas más confiadas, tranquilas y creyentes en sí mismos, que las personas que realizan poses de derrota o debilidad, es decir, que se cierran, se encogen en la silla, se envuelven con sus brazos y/o encogen las rodillas.

Consejo # 5: Cambia la narrativa del miedo

Con este consejo me refiero a que dejes de hablarte a ti mismo desde el miedo, la debilidad, o el "no puedo", y comiences a hablarte desde tus habilidades, tus talentos, tus pasiones, y desde la fiel creencia en que eres un ganador ante los obstáculos y los desafíos de la vida.

Recuerda, los seres humanos no somos capaces de controlar lo que sucede a nuestro alrededor, pero sí somos capaces de reaccionar ante lo que ocurre y utilizar esa situación para el beneficio propio.

Consejo # 6: implementa la estrategia de la máscara

En este consejo quiero hablarte sobre un experimento que se llevó a cabo en la NASA, con el astronauta Destin, en el cual se evaluaron los efectos del cerebro cuando está siendo privado de oxígeno. En ese experimento se simuló la despresurización de la cabina de un avión, lo que puede suceder en un vuelo comercial, por ejemplo; con la finalidad de demostrar gráficamente el efecto que tiene la falta de oxígeno en el cerebro humano y por qué los aeromozos (zas) explican que en una situación similar primero debes colocarte la mascarilla de oxígeno tu antes que ayudar a los demás.

Los resultados del experimento fueron que Destin, al poco tiempo de dejar de recibir oxígeno en el cerebro comenzó a fallar en la descripción de las formas geométricas que le pedían identificar, luego comenzó a sentirse eufórico y estremecido... a punto de tener tan poco oxígeno en su cerebro, es decir, estando al filo de la muerte, los controladores del experimento le indicaban que debía colocarse las máscara de oxígeno para no morir, pero Destin ni siquiera pudo hacer eso, tuvo que auxiliarlo una persona que estaba grabando el experimento y colocarle la máscara para que no muriera.

¿Qué tiene que ver eso con la autoconfianza? Precisamente en que muchas veces intentamos dar a los demás, darles la mano a otros y auxiliarlos en momentos difíciles, incentivarlos a que crezcan, pero nos olvidamos de nosotros mismos; por ende, la invitación es para que te coloques la máscara primero: ayúdate, protégete, cuídate, crece, incrementa tu autoconfianza y luego ayuda a los demás.

Consejo # 7: Trátate como tu mejor amigo

Tú quieres lo mejor para tu mejor amigo, ¿cierto?; ¿estás ahí para ayudarlo en todo?; ¿siempre tratas de ponerle una sonrisa hasta en sus peores momentos?; ¿eres honesto con él, pero sin rayar en lo hiriente? ¡Es hora de que comiences a tratarte a ti mismo así! Amate, cuídate, ayúdate a crecer, ponte la máscara del crecimiento personal a ti primero.

5

REAFIRMA TU AUTOESTIMA

*S*iempre vela por ti, incrementa y reafirma una autoestima y una autoconfianza sana, y esto no significa ser egoístas, perder la humildad, o traicionar a otros, significa que te amas lo suficiente para ponerte ante que a los demás, pero siempre estando allí para cuando alguien te necesite... aprende a amarte y cuidarte sin rayar en el egoísmo y la falta de humildad.

En esta sección quiero regalarte algunas prácticas positivas para que puedas reafirmar la autoestima que construyes día tras día, con la finalidad de que sea sana.

Dale valor a tus deseos

No le restes importancia a tus metas o sueños, por

el contrario, ¡valóralos!... recuerda, tus metas son tus tuyas, tus deseos son tuyos, tus anhelos son tuyos, con esto me refiero a que no debe importarte el qué dirán; mientras respetes y no hagas daño, ni a ti ni a otros, puedes hacer todo lo que sueñas.

Es importante que conozcas el valor y la importancia de tus deseos e incluso de tus anhelos más profundos, esto te permitirá creer en ti y tener el valor suficiente para convertir esos deseos en metas y así poderlas cumplir... todo esto te permitirá construir una autoestima y una autoconfianza sana y poderla reafirma en el tiempo.

Dale importancia a tu opinión

Una de las mayores expresiones de la falta de autoconfianza, es que las personas que la experimentan suelen colocar la opinión y la forma de pensar de otros sobre la opinión y el estilo de vida propio... ¡este es un terrible error!, debido a que solo lograrás llenarte de odio, resentimiento, amargura y frustración.

¡Tu opinión es importante!, y si quieres que otros respeten eso, el primero que debe reconocerlo y respetarlo eres tú.

Repite declaraciones positivas sobre tu personalidad

Diseña afirmaciones y oraciones positivas para reafirmar tu autoconfianza y autoestima... con las afirmaciones y las oraciones podrás destruir creencias limitantes (así como lo observamos anteriormente), y, además, puedes comenzar a convencerte de creencias positivas y afianzarlas en tu mente y en tu memoria, y así comenzar a actuar en coherencia.

¡Repítelas diariamente! De esta forma te asegurarás de realmente entenderlas y fijarlas en tu mente; no obstante, no basta solo con repetirlas, debes creer en ellas, creer en lo que dices, creer en lo que tus labios repiten... esta es la única manera en la que podrás obtener todos sus beneficios.

Recuerda que para redactar eficientemente afirmaciones positivas debes seguir las siguientes recomendaciones:

- Deben ser cortas.
- Deben ser redactadas en positivo.
- Deben ser realistas, pero siempre optimistas.
- No las copies de internet. Las afirmaciones deben estar apegadas a tu realidad y a tu forma de pensar, puedes tomar inspiración

de internet, pero siempre trata de redactarlas
tú y de adaptarlas a tu vida.

- No uses afirmaciones antiguas. Todas las
afirmaciones que hagas deben ser acordes a
tu realidad, por ende, no debes tomar
afirmaciones antiguas y hacerlas.

Dedícate tiempo a ti mismo

Muchas veces los seres humanos se enfocan en el
trabajo, en la familia, en algún hobby, o en cualquier
otra cosa que sea diferente a ellos mismos... ¿tú
también eres de ese tipo de personas?

Es importante que te realices esa pregunta y la
respondas honestamente, que analices tus hábitos y
tu forma de actuar diariamente... ¿dejas tiempo para
ti? Si la respuesta es 'no', es importante que
comiences a hacerlo, debido a que apartar tiempo
para nosotros mismos es una clara señal de que nos
amamos y de que nos importa nuestro bienestar, es
decir, una clara expresión de amor propio y autoconfianza.

Lee libros de autoayuda

¡Nunca pares de leer! Como explicaba anteriormente, el propósito de la vida es aprender, evolu-

cionar y transcender, lo que consecuentemente nos llevará ser felices, exitosos, y satisfechos con nuestra vida y el sentido que le hemos dado. En este sentido, una de las formas en las que puedes aprender es leyendo: la lectura te abre paso a un mundo de conocimientos ilimitados, de ideas innovadoras, y de pensamientos transgresores; la lectura te ayuda a ser más inteligente, más culto, a tener ideas nuevas, y a reflexionar más sobre los temas que lees y sobre la vida en general.

Una de las lecturas que no puedes pasar por alto es la de libros de autoayuda, debido a que te ayudará a incrementar tu inteligencia emocional, a conocerte mejor, a reflexionar más sobre ti y tu vida, a encontrar un propósito y un rumbo, a tener nuevas y refrescantes ideas sobre el crecimiento personal.

6

CÓMO ENTRENAR TU AUTOCONFIANZA

¿*E*stás enfocado en tu autoestima?; ¿llevas a cabo estrategias para una autoestima sana?; ¿además de enfocarte en tu autoestima, también piensas en tu autoconfianza?; ¿has logrado construir una autoconfianza sana?; ¿crees que necesitas de otros métodos para entrenar tu autoconfianza y que la misma pueda ser sana sin importar el paso de los años?

Si luego de analizar esas preguntas y darles respuestas, estás de acuerdo con implementar estrategias para entrenar tu autoconfianza y que la misma pueda ser sana ahora y en el futuro, ¡te invito a seguir escuchando!, debido a que en esta sección te regalaré algunos pasos para que puedas entrenar a tu autoconfianza.

Paso # 1: Luchar contra el sesgo cognitivo

A grandes rasgos podemos definir que el sesgo cognitivo es la interpretación irracional de la información disponible brindada al sujeto; un ejemplo clásico de sesgo cognitivo es el efecto del encuadre, en el cual se entiende que una misma información puede derivar en diferentes conclusiones si se presenta de maneras diferentes… me refiero a que es clásico, quizás no por el nombre, pero sí porque los políticos y los medios de comunicación se valen de este efecto para influir en la opinión pública.

A continuación, te obsequio algunas recomendaciones para no caer en el sesgo cognitivo:

- No basar las decisiones que tomamos en las opiniones de los demás.
- Complementar la intuición con estadísticas.
- Evitar confundirnos con la jerga que utiliza la persona y tratar de descubrir el verdadero significado de lo que está explicando.

Paso # 2: Fijarse metas que pueden cumplirse

Un paso sumamente importante para que puedas entrenar tu autoconfianza es fijarte metas específicas y realistas, debido a que, al establecerte metas irreales y que posteriormente no las puedas cumplir, vas a atacarte a ti mismo, comenzarás a pensar que no puedes hacerlo, te menospreciarás y además de te vas a desanimar y a frustrar… para evitar que eso ocurra es menester que establezcas metas específicas, es decir, que tengas clara la meta quieres cumplir, que no sea ambigua ni divagante; adicionalmente, la meta debe estar en la mita ideal y armónica entre la realidad y el reto, es decir, la meta debe ser realista (que puedas cumplirla), pero a la vez que sea lo suficientemente compleja como para representar un reto para ti.

Paso # 3: Enfócate en lo que quieres, pero también en cómo lograrlos

Muchas veces te has enfocado en lo que quieres alcanzar, en tus sueños, en tus metas, en los anhelos de tu corazón, pero nunca lo cumples, o quizás cumples muy poco de todo lo que te propones… esto se puede deber a que te enfocas en atraer lo que quieres, pero no lo acompañas con los planes para alcanzar tus metas, es decir, te concentras en desear eso que quieres, pero no trabajar para conseguirlo.

En concatenación con el paso anterior, te recomiendo que hagas lo siguiente: establece una meta realista y específica, y establece el tiempo que tienes para cumplirla, luego de esto, comienza a desarticular la meta en objetivos más específicos y particulares, y posterior a eso, divide esos objetivos en pequeños pasos... todo lo anterior con la finalidad de que puedas cumplir todas las metas que establezcas.

Paso # 4: Mantente firme en todo el proceso.

¡Nunca te des por vencido! Todas las personas tenemos altos y bajos, todos hemos querido tirar la toalla más de una vez, todos nos hemos sentido sin fuerzas, es por eso que, si en este momento te sientes de esa forma quiero que sepas que sentirse así es totalmente normal, pero no dejes que ese sentimiento te venza: ¡no te de des por vencido!

Mantenerse firme durante todo el proceso significa que no te demos por vencido ante las dificultades que se te presenten, que no decaigas en tus metas y sueños solo porque se hayan presentado algunos obstáculos, que no sientas que la vida está en tu contra o algo parecido... ¡recuerda!, en la vida pueden suceder mil cosas de las cuales no tenemos el más mínimo control, solo tenemos el poder de decidir qué acciones vamos a tomar en respuesta a esos sucesos que se nos presentan, con la finalidad de sacarle provecho y de encontrar el aspecto positivo de entre todo lo negativo.

Paso # 5: No seas duro contigo mismo

¿Sabías que lo que nos decimos continuamente a nosotros mismos edifica nuestra forma de ver la vida, define nuestra percepción de lo que sucede a nuestro alrededor, y puede crear y destruir nuestras creencias? ¡Sí!, así de importante es lo que nos decimos continuamente a nosotros mismos.

Comienza a evaluar qué te dices a ti mismo: ¿te dices que no sirves para nada?, o ¿te dices que eres importante, inteligente y valioso?

Usualmente las personas que no tienen una autoconfianza sana tienen un lenguaje más duro y tosco consigo mismo, que aquellos que tienen una autoestima y una autoconfianza sana, por ende, es importante que comiences a cambiar la narrativa que tienes contigo mismo, y pasar de ser duro a ser amable, honesto, comprensivo, y amoroso... ¿y si fallas? Debes aprender que el fracaso es una lección que aprender, ¡no te recrimines ni reproches por haber fallado!, solo aprende y evoluciona.

Paso # 6: Sé tú mejor aliado

Tú eres único e irremplazable, aprende a ser tú propio aliado estratégico para alcanzar el éxito.

7

TÉCNICAS QUE TE AYUDARÁN A CULTIVAR UNA AUTOCONFIANZA INQUEBRANTABLE

*D*espués de todos los pasos que te expliqué con anterioridad, quiero regalarte algunas técnicas para cultivar una autoconfianza que nadie pueda resquebrajar (ni siquiera tú mismo cuando te atacas)… en este sentido, quiero ofrecerte estas estrategias para que crees una autoconfianza de hierro, pero sin convertirte en una persona arrogante, egoísta, petulante y con poca humildad, sino que, por el contrario, puedas encontrar la distancia perfecta y armónica entre los dos límites: no quererte y no confiar en ti, y ser arrogante y sin humildad.

Si quieres aprender a tener una confianza en ti mismo que nadie pueda quebrar: ¡sigue escuchando!

Tener una entrevista en el trabajo

Muchas veces tener entrevistas laborales nos pone nerviosos, y hasta quizás podamos excusar estos nervios, debido a que se trata de un ambiente en el que personas especializadas comenzarán a preguntarnos sobre nuestra vida, nuestra experiencia laboral, nuestra forma de trabajar, lo que hemos hechos, y otras preguntas más relacionadas a nosotros mismos, es decir, seremos el centro de atención de esa reunión.

Para una persona que no tiene una autoconfianza sana, esta entrevista puede significar para ella un miedo absoluto, pavor, terror, o incluso ni siquiera lo intentan "para no pasar penas", y así pueden estarse perdiendo de la mejor oportunidad de sus vidas… solo por dejarse abrumar por el miedo y ni siquiera intentarlo.

Si tú eres una de esas personas que describo, tengo una invitación para ti: ¡apuesta siempre por ti!, en lo que sea que hagas, confía en ti, en tus capacidades, en tus talentos… cuando comiences a confiar en ti verás que tu vida dará un giro de 180 grados.

Una forma de comenzar a empujarte a situaciones que antes temías pero que son buenas para ti, es aplicando a ese trabajo al que siempre temiste, es yendo a esa entrevista a la que pensabas faltar, es yendo a esa reunión de trabajo con personas que te intimidan.

Lograr la meta que se tiene en mente, donde están depositados gran parte de los sueños

Diseña metas que puedan ser cumplidas: realistas, especificas, que tengan cierta complejidad, con tiempos definidos y desarticuladas en pasos, de esta forma tendrás todo a tu favor para cumplir esa meta que tanto has anhelado hacer realidad… cuando por fin te atreves a poner toda tu voluntad, esmero y actitud en hacerlo, tu vida cambiará: sentirás una inyección de adrenalina, de motivación, de ganas de seguir haciéndolo; por ende, estarás también creando una autoconfianza de hierro, debido a que tu mente arribará a la siguiente conclusión: si pude lograr esto, ahora puedo lograr lo que sea.

Conseguir pareja o dar ese primer paso, hacia la persona por la que se siente una atracción

Para algunas personas (quizás para la gran mayoría) acercarse a la persona que le atrae es un paso gigantesco, una situación de profundo miedo, un escenario que requiere a la persona más valiente de todas, una circunstancia que requiere planificación y cuidados metódicos... ¿quieres que sea honesto? ¡Nada de eso es real!, para acercarte a la persona que te gusta no necesitas nada de eso, solo te necesitas a ti: actuando como eres, siendo tu verdadero yo, dando lo mejor de ti, dejándote llevar y siendo la mejor versión de ti mismo... y es precisamente eso lo que causa miedo; muchos piensan: ¿y si no le gusto como soy?

Ahora te daré una noticia bastante desalentadora, bueno, dos: la primera es que jamás sabrás si le gustas o no si no te atreves a acercarte, y la segunda es que, tu como persona no le vas a caer bien a todo el mundo, mucho menos gustar desde el sentido de la atracción, así que en estas situaciones debes mezclar la realidad con la positividad, y pensar algo como: "bueno, es probable que le guste, como es probable que no, debo acercarme y dar lo mejor de mí, y espero que sí le guste como me gusta a mí; y bueno, si no le gusto, es momento de aprender, evolucionar, vivir el dolor que pueda sentir, y avanzar... ya vendrá otra persona que me guste en la que sí sea un amor correspondido. Yo soy una persona valiosa, importante, inteligente, bella carismática, y el hecho de que no le guste a otra persona no define ni cambia mi valor como ser humano".

Si cada vez que te guste una persona piensas en esa oración que acabo de regalarte, serás capaz de dejar el miedo atrás y construir una autoconfianza de hierro.

Resolver conflictos con otras personas del entorno personal

Otras de las técnicas que puedes llevar a cabo para fortalecer tu autoconfianza, es resolver conflictos con otras personas, esto se debe a que cuando buscas resolver un conflicto, debes ser asertivo: fijar tu posición de una forma concreta, pero sin herir al otro, resguardar y proteger tus derechos como ser humano, escuchar a la otra persona y tratar de comprender, no atacar a la otra persona ni estar a la defensiva, calmar tus emociones cuando la rabia sube de tono, lograr conciliar ideas y llegar a una solución…

Es importante que busques desarrollar esas cualidades que describo, de esa forma lograrás ser asertivo y fortalecerás tu autoconfianza.

Tener el atrevimiento a decir en voz alta lo que se siente o se piensa

Diciendo asertivamente lo que piensas también fortalecerás tu autoconfianza.

8

TRANSFORMA TU REALIDAD DESDE TU SER INTERIOR

*L*uego de todo lo que hemos conversado, es importante que abordemos un tema igualmente interesante, que gira entorno a la siguiente pregunta: ¿los seres humanos somos capaces de cambiar nuestra realidad?, y más concretamente: ¿tú eres capaz de cambiar tu realidad personal?

Muchas personas piensan que no pueden cambiar su realidad, que no pueden cambiar el entorno en el que viven, que no pueden cambiar las situaciones en las que se encuentran inmersas, sin embargo, esta es una creencia limitante y totalmente errónea: ¡todos somos capaces de cambiar nuestras realidades! ¿Quieres aprender a hacerlo?, ¡te invito a permanecer atento!

Paso # 1: Abre tu mente a nuevas oportunidades

Querido lector, es momento de que entiendas que para poder cambiar tu realidad primero debes cambiar tu mente, debido a que, si eres una persona con la mente cerrada, inflexible, estática, y cuadrada, jamás podrás ser capaz de cambiar tu propia realidad, y afirmo esa situación con tanta vehemencia porque es nuestra mente la que nos permite diseñar y cumplir con nuestras metas, lograr nuestro propósito de vida, detectar y reconocer nuevas oportunidades… es lo que tengamos en nuestra mente lo que vamos a atraer, lo que se va a proyectar en nuestra realidad, lo que vamos a vivir cotidianamente.

Recuerda que no puedes controlar lo que sucede en tu entorno, sino tu actitud ante esa realidad, poder ver el lado positivo, y los beneficios que puedas obtener.

¡Comienza por transformar tu mente y verás cómo comienza a cambiar tu realidad!

Paso # 2: Cuestiona un poco tu visión sobre la realidad

Los seres humanos no somos perfectos y tú no eres la excepción, como todos tienes errores, fallas, malas interpretaciones, sesgos cognitivos, y un millón de defectos... con esto no quiero decir que eres la peor persona del mundo, al contrario, quiero afirmar que eres una persona, sin más ni menos, una persona importante, valiosa y única. Sin embargo, en algunas oportunidades las personas actuamos como si fuésemos perfectos, como si tuviésemos siempre la razón y como si tuviésemos la verdad en nuestras manos... pobre de nosotros, no podríamos estar más equivocados.

Te invito a que tengas plena consciencia de que tu visión de la realidad puede no ser igual a la del otro, de que tú puedes estar equivocado, de que no necesariamente tu perspectiva de la vida será igual a la del otro y esto está bien. En este sentido, es importante que tomes consciencia de que puedes entender al otro sin la necesidad de compartir su opinión y adicionalmente que en algunas circunstancias estarás equivocado en tu proceder, debido a que no eres dueños de la razón o la realidad.

Con este paso no quiero referirme a que todo lo que hagas debe ser cuestionado, sino que creas tanto en ti que incluso seas consciente de que eres un ser humano imperfecto, con fallas y errores, y que, además, tienes inteligencia emocional para aceptarlos y retractarte cuando sea necesario.

Paso # 3: Disponte a sustituir cada visión y creencia limitante con nuevas creencias

Así como lo explicábamos anteriormente, las creencias limitantes son esas perspectivas erróneas que tenemos sobre la vida, que en vez de impulsarnos hacia adelanta nos halan hacia atrás, nos paralizan, nos limitan, nos debilitan. Para cambiar nuestra realidad es importante que seas capaz de identificar las creencias erróneas que tienes en tu mente, y que no te quedes solo identificándolas, sino que busques la forma de erradicarlas de tu vida y sustituirlas por creencias positivas; es menester que entiendas que si la creencia ha estado fijada a tu mentalidad por muchos años será más difícil vencerla y posteriormente sustituirla, sin embargo, ¡todo es posible!, hay muchas estrategias que pueden ayudarte a hacerlo, y especialistas de la salud mental que pueden guiarte en este camino.

Para erradicar de tu vida las creencias debilitantes y sustituirlas por creencias que te impulsen y te ayuden a ser la mejor versión posible de ti mismo, te recomiendo que lleves a cabo diariamente las siguientes practicas: las visualizaciones positivas, la meditación, las afirmaciones positivas y las oraciones... al aplicar esas prácticas de forma constante en tu vida serás capaz de destruir las creencias que te atan a una vida mediocre y abrirle las puertas a las creencias que te ayudarán a tener una vida exitosa.

Paso # 4: Prepárate para vivir mejor

¡Prepara tu mente y tu vida para una vida mejor! Una vida llena de salud, prosperidad, armonía, felicidad, paz y éxitos se acerca hacia ti y nada podrá detenerla… solo tú mismo.

Continuamente te hemos invitado a que te conviertas en tu mejor aliado, pero si no lo haces solo lograrás convertirte en tu peor enemigo, transformarte en una piedra en tu propio camino, retroceder en crecimiento personal y convertirte en el peor socio que alguna vez has tenido… es por eso que debes preparar tu mente, tu actitud, y todo tu ser para ser la mejor versión posible de ti mismo.

Edúcate, destruye las creencias debilitantes y sustitúyelas por creencias positivas, abre tu mente y tu corazón, conviértete en tu mejor aliado, acepta que eres un ser humano con errores e imperfecciones, mantente en constante aprendizaje y evolución... solo de esa manera e implementando todas las técnicas y estrategias que te regalo, podrás prepararte y abrir los brazos para abrazar el futuro brillante y prometedor que estas creando.

9

LA ASERTIVIDAD Y LA AUTOCONFIANZA

En secciones anteriores hemos hablado de la asertividad y la autoconfianza, de la relación tan poderosa que hay entre una y otra, pero… ¿realmente sabes qué es la asertividad?, ¿verdaderamente conocemos cuál es la relación existente entre la asertividad y la autoconfianza?, ¿conoces qué claves puedes llevar a cabo para cultivar en tu vida la asertividad? ¡Es precisamente de eso de lo que quiero hablarte en esta sección!, de la asertividad y su gran poder en tu vida si comienzas a implementarla.

¿Qué es la asertividad?

La asertividad es una habilidad comunicativa, a través de la cual tú como ser humano conoces tus derechos y los defiendes, respetándote a ti mismo y a los demás... ¿ya sabías que de eso se trataba la asertividad?

De la definición explicada podemos extraer los siguientes datos interesantes:

1. La asertividad se trata de una habilidad, por ende, no tienes que haber nacido con ella, sino que perfectamente puedes desarrollarla.
2. Para practicar la asertividad debes conocer tus derechos, por ende, debes conocerte a ti mismo, a tus valores y principios.
3. Una parte importante de la asertividad es defender tus derechos ante los demás, pero, sin herir ni irrespetar a nadie, sino respetando a la otra persona y a ti mismo.
4. La asertividad se practica comunicando efectivamente lo que piensas y sientes, por ende, debes expresarte de una forma concreta y clara, sin divagaciones ni ambigüedades.

¡¿Estás listo para desarrollar la asertividad en tu vida y mejorarla exponencialmente?!

Relación entre asertividad y autoconfianza

Si quieres ser una persona asertiva, necesariamente debes tener una autoconfianza sana, debido a que esta ultima es la que te va a ayudar a defender tus opiniones y tu forma de pensar ante los demás, sobre todo ante aquellos que utilizan como estrategia el menosprecio, la desvalorización y la humillación para exponer sus puntos de vista.

Es la autoconfianza la que te va a ayudar a decir: ¡yo valgo!, ¡mi opinión importa!, ¡mis sentimientos son importantes!, ¡yo soy una persona única e inigualable!, ¡yo valoro mis derechos y los defiendo ante los demás! Es una autoconfianza sana la que te va a permitir pararte erguido y decir lo que quieres decir, sin importar si a la otra persona le gusta o no, si está de acuerdo o no. Es una autoconfianza sana la que te va a permitir ser una persona asertiva.

Claves para cultivar la asertividad

A continuación, quiero regalarte algunas claves para que seas capaz de cultivar la asertividad en tu vida, al mismo tiempo que incrementas tu autoconfianza, todo con la finalidad de que en el futuro coseches los abundantes frutos de tener una autoconfianza sana y de practicas la asertividad.

Clave # 1: Manifiéstate libremente.

No te sientas culpable por decir lo que piensas, no te sientas mal por decir lo que sientes, no sientas que no debes expresarte... ¡deja el miedo atrás y exprésate!, siempre cumpliendo con el respeto a los demás y la buena intención en la comunicación, lograrás expresarte efectivamente y si la otra persona quiere manipularte emocionalmente (por ejemplo, molestándose porque tú has expresado tu opinión), no te sientas mal por eso, ni sientas culpas, ni reproches... que esa otra persona sea un terrorista emocional y quiera manipularte es su problema ¡no el tuyo!, solo permitas que se salga con la suya.

Clave # 2: Practica la comunicación.

Nunca calles algo que quieras decir, a menos que sea para herir a alguien, pero si se trata de que vas a expresar una opinión, un sentimiento o tu perspectiva de vida, ¡hazlo siempre!, callar trae muchos problemas para ti, incluso para la salud. Siempre practica la comunicación contigo mismo y con los demás, basándote en el respeto hacia otros, y expresando el mensaje de una forma clara y concreta.

Clave # 3: Respétate a ti mismo.

La clave más importante es esta: el respeto, debido a que es el respeto a ti mismo el que te impulsará a expresar algo que te disgusta, a expresar tu opinión incluso cuando sepas de antemano que la otra persona no estará de acuerdo, a comunicar tus sentimientos incluso en los más álgidos momentos; y es el respeto por los demás es el que te ayudará a no caer en la humillación, el irrespeto, y la arrogancia, para con otras personas.

Clave # 4: Mantén un enfoque activo.

Para tener una vida llena de prosperidad, felicidad, armonía, abundancia, paz y éxitos, es importante que siempre estemos enfocados, y esta vez debemos ver el enfoque desde 3 puntos de vista: el primero se basa en concentrar nuestro interés en nuestro propósito de vida, y direccionar nuestros esfuerzos en ese sentido; el segundo se fundamenta en mantenernos enfocados días tras días, lo que nos ayudará a cumplir con nuestras metas, obligaciones y compromisos diarios, sin perder el tiempo, caer en distracciones o divagar; la tercera se basa en mantener nuestra atención y nuestro interés en la comunicación, tanto en mejorar la misma con nosotros mismos, como con los demás, tomando en cuenta el momento en el que tenemos que enfrentar los conflictos o malos entendidos con otros... con respecto a este último punto, me refiero a que debemos mantener el enfoque al momento de expresar nuestra opinión o sentimientos hacia otras personas, con la finalidad de ser lo más concretos que podamos ser y sin dejarnos invadir por emociones negativas.

10

REAFIRMA CADA DÍA LA AUTOCONFIANZA

*L*a autoconfianza no se logra de un día a otro, por el contrario, es una tarea que debemos llevar a cabo cada día… el propósito de esta sección es regalarte algunas estrategias para que reafirmes y refuerces la autoconfianza todos los días de tu vida… ¡mantente atento!

Los problemas de autoconfianza no son invencibles

¿Eres una persona que no confía absolutamente nada en sí mismo? ¡Tranquilo! Te aseguro que podrás superar esta etapa de tu vida si sigues con atención las recomendaciones que te regalo en este audiolibro, pero para lograr eso, deberás confiar por primera vez en ti: tienes que confiar que puedes superar esta situación y que tienes todo lo necesario para convertirte en tu mejor versión.

No te preocupes por lo que piensen de ti

¿Pierdes tu tiempo pensando y analizando lo que otros piensan y dicen de ti? ¡Recuerda, "el tiempo perdido hasta los santos lo lloran"! No inviertas tu valioso tiempo pensando en lo que pueden pensar o no los otros de ti, más bien ocúpate en conocerte mejor a ti mismo, ocúpate por disfrutar tu vida sin importar el que dirán, y ocúpate por convertirte en la mejor versión posible de ti mismo.

Trabaja a base de metas

¿Aún no conoces tu propósito de vida?; ¿no tienes idea de lo que quieres hacer?; ¿estás desorientado y no conoces tus metas? ¡Es hora de que mejores y profundices la relación que tienes contigo mismo!, con la finalidad de que te conozcas mejor y puedas descubrir cuál es tu propósito de vida, qué quieres hacer, cuál es tu pasión, qué metas quieres lograr, y que de esa manera puedas orientar tu vida en base a las metas que has diseñado, que bien pueden ser: personales, profesionales, familiares, entre otras.

Recuerda siempre tus éxitos

¿Eres de las personas que se aferran a los fracasos? ¡Cada etapa tiene su magia!, del fracaso puedes aprender, mientras que del éxito nace la satisfacción personal o profesional, al mismo tiempo de que aprendes cómo sí debes hacer las cosas; sin embargo, hay personas que no disfrutan el éxito, que lo subestiman y salen corriendo a aferrarse a los fracasos del pasado… eso es un completo error. Debes aprender a valorar y a vivir cada etapa: a aprender y evolucionar del fracaso, y a disfrutar y aprender del éxito.

El éxito es una palmadita en la espalda de que estás haciéndolo bien, disfrútala, sigue así, y no permitas que se te sube a la cabeza.

Rodéate de personas que sumen a tu autoconfianza

¿Alguna vez has pensado en las influencias que recibimos día a día? ¡Las influencias nos bombardean diariamente! Literalmente todo puede influenciarnos: la música, las películas, las series de televisión, una circunstancia, las personas, entre otras cosas… pero el factor que más resalta es las personas; es innegable que las personas nos influencian, por ende, debemos escoger sabiamente a las personas que van a estar dentro de nuestro círculo de amigos, con la finalidad de que los mismos puedan influenciarnos positivamente y que así aumentemos nuestra autoestima y autoconfianza.

Eleva tu estado de consciencia para que puedas percibir cuando algo te está influenciando o cuando algo ya te ha influenciado.

Selecciona con qué alimentar tu mente

Escoge libros, películas, documentales, series de televisión, audiolibros, y todo lo que tengas a tu alcance para alimentar saludablemente a tu mentalidad, para que sean esos recursos los que te ayuden a crecer como integralmente: como persona, como profesional, y sobre todo en inteligencia emocional.

Actualmente hay demasiados recursos en formato digital e impreso, utilízalos a tu favor para convertirte en tu mejor versión.

No te idealices

¿Crees que eres un ser humano perfecto y único en su especie? ¡Te tengo una terrible noticia!: eres imperfecto igual que todos los demás… eso no te hace ser menos único, especial, valioso e importante en el planeta, sin duda lo eres, pero debes tener en claro que eres un ser humano imperfecto igual que todos, que cometes errores, que tienes fallas, por ende, siempre trata de no idealizarte y de tener plena consciencia de tus errores, pero también de tus fortalezas y virtudes.

No seas severo contigo mismo

¿Eres de esas personas que se habla mal a sí mismo?, ¿que se menosprecia y humilla? ¡Es hora de cambiar! Recuerda que en nuestro entorno pueda estar sucediendo cualquier cosa, pero somos nosotros los que, a través de nuestra mentalidad y actitud, podemos darle un giro de 180 grados a lo que sucede: transformándolo de ser algo negativo, a ser algo positivo (o si bien no puedes transformarlo completamente, al menos ser capaz de encontrar algo positivo entre tanta negatividad).

Aprende a tratarte con amor, a ser tu mejor aliado, a hablarte desde la amabilidad… esto te ayudará a sentirte mejor contigo mismo y a tratar mejor a otros.

Toma acción

¿Eres de las personas que nunca para de planificar pero que nunca hace nada? ¡Es momento de que te comprometas contigo mismo! Deja los miedos atrás, comprométete contigo, cree en tus ideas, habilidades y talentos, y comienza a hacer realidad todos tus planes. Es importante que siempre cumplas lo que planificas, esto te ayudará a convertirte en una persona más enfocada, productiva y con una autoestima y autoconfianza sanas.

Recuerda que puedes tener una idea innovadora, pero si no la vuelves realidad jamás sabrás los resultados que pudiste haber obtenido.

CONCLUSIÓN

Estimado lector, espero que este haya sido un viaje encantador, en el que hayas aprendido todo lo que necesitabas conocer, y que hayas podido evolucionar y trascender en todo lo que necesitabas hacerlo. ¡Recuerda, tu viaje apenas comienza! Aunque hayas terminado de escuchar estas dulces líneas, tu viaje del crecimiento personal apenas está comenzando, y ahora estás más preparado que nunca: tienes en tu poder todo el conocimiento necesario para construir una autoestima sana y para edificar una autoconfianza inquebrantable.

Ahora que he aclarado ese punto, es importante que rememoremos todo lo que hemos aprendido: en primer lugar, hablamos sobre los aspectos básicos de la autoconfianza, concluyendo que su significado es la creencia que tenemos en nosotros de que podemos cumplir con todo lo que nos propongamos, creemos en nosotros, en nuestras capacidades, en nuestras habilidades y talentos; en segundo lugar, concluimos que su importancia y beneficios principales se sustentan en que la autoconfianza sana le proporciona, a las personas que la experimentan, todas las herramientas necesarias para afrontar la vida y sus desafíos como ganadores.

Por otra parte, te proporcionamos herramientas para que seas cambias de transformar tu forma de pensar, una de ellas es el cambio de creencias limitantes por creencias positivas, concluyendo, en primer lugar, que las creencias debilitantes son aquellas percepciones que los seres humanos tienen sobre ellos mismas, alguna persona, cosa o circunstancia de vida; en segundo lugar, te regalamos algunas claves para que seas capaz de transformar las creencias debilitantes en creencias positivas, estas son: detectar la creencia limitante, tomar consciencia de las consecuencias de esa creencia en tu vida, descubrir si detrás de esa creencia hay algo positivo, escoger una nueva creencia positiva, y ponerla en práctica.

En este mismo sentido, también te obsequiamos herramientas útiles y sumamente prácticas para que puedas tener una autoconfianza y una autoestima sanas, tales como: aprender a vencer tus miedos con las siguientes estrategias: no huir, no negar los miedos, no luchar, haces amistad y afrontar el miedo como una oportunidad de crecimiento; 7 consejos para incrementar tu autoconfianza progresivamente; reafirmar tu autoestima; entrenar tu autoconfianza a través de 6 pasos esenciales; cultivar una autoconfianza inquebrantable a través de 5 técnicas; transformar tu realidad desde tu mente mediante 4 pasos; la asertividad y la autoconfianza.

Por último, hicimos esta gran aclaratoria: la autoconfianza sana no se logra construir de un día para otro, por el contrario, se logra tras el esfuerzo y la reafirmación diaria… por esto, hicimos énfasis en algunas prácticas positivas que te ayudarán a lograr tener una autoestima y una autoconfianza sana e inquebrantable; algunas de ellas son: entender que los problemas de autoconfianza siempre se pueden solucionar; no preocuparse por lo que piensen los demás; tener metes y trabajar en base a ellas; recordar los éxitos y no anclarse al pasado; siempre rodearse de personas que te influencien positivamente; nunca dejar de crecer integralmente a través del conocimiento, entre otras.

¡Tu viaje apenas comienza, disfrútalo!